AF468934

# RÉFLEXIONS

A PROPOS DU

# SYSTÈME DE PATHOGÉNIE

PROPOSÉ

PAR M. LE DOCTEUR PIDOUX EN 1861

PAR


M. LE DOCTEUR AUGUSTE DUMOULIN

Ancien interne Laureat des hôpitaux de Paris,
Médecin inspecteur des eaux de Salins, Membre de la Société d'hydrologie,
de la Société médicale d'emulation, de la Société anatomique, etc.

POISSY

TYPOGRAPHIE ET STÉRÉOTYPIE DE A. BOURET.

1863

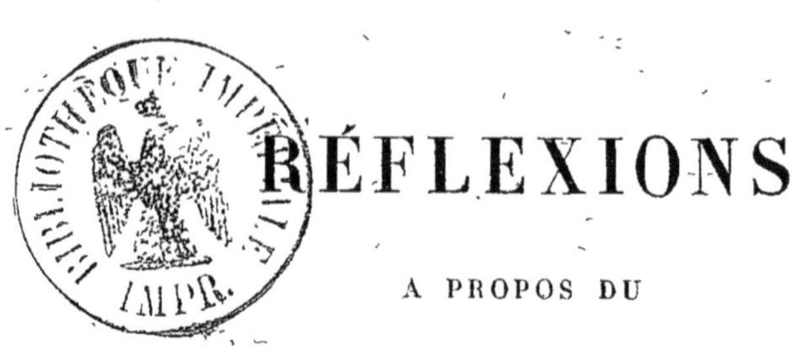


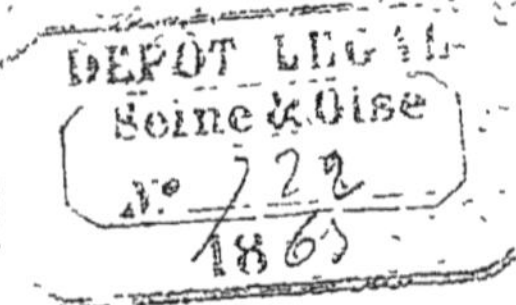


# RÉFLEXIONS

A PROPOS DU

# SYSTÈME DE PATHOGÉNIE

PROPOSÉ

PAR M. LE DOCTEUR PIDOUX EN 1861

PAR

M. LE DOCTEUR AUGUSTE DUMOULIN
Ancien interne Lauréat des hôpitaux de Paris,
Médecin inspecteur des eaux de Salins, Membre de la Société d'hydrologie,
de la Société médicale d'émulation, de la Société anatomique, etc

POISSY
TYPOGRAPHIE ET STÉRÉOTYPIE DE A. BOURET.

1863

# RÉFLEXIONS

A PROPOS DU

# SYSTÈME DE PATHOGÉNIE

EXPOSÉ

PAR M. LE DOCTEUR PIDOUX EN 1861

J'ai fait, pendant la session 1861-1862, à la Société d'hydrologie, une communication qui avait pour titre : *Quelques considérations sur l'expérimentation des Eaux minérales sur l'homme sain*. Notre savant secrétaire-général, M. Durand-Fardel, m'a fait quelques objections, et je lui ai répondu. L'on pouvait croire la discussion close, chacun, sur ces sujets élevés de la science, conservant peut-être son opinion, moi très-heureux et honoré, d'ailleurs, de voir la mienne en grande partie partagée par M. Durand-Fardel, quand M. Pidoux, notre très-honorable président, *à propos de l'expérimentation des eaux minérales sur l'homme sain*, a fait un véritable exposé de doctrine nouvelle. Le sujet y prêtait, et M. Pidoux ne pouvait trouver une occasion plus favorable pour produire ce qui a dû être l'objet de longues méditations, car bien évidemment M. Pidoux ne faisait qu'incidemment une réponse, si réponse il y a. Ce savant médecin trouva le moment propice d'exposer ses convictions actuelles en matière de doctrine. Il fut écouté religieusement, comme cela devait être. L'exposé, je devrais dire le développement de la doctrine de M. Pidoux, a duré trois séances. Il fut introduit *in extenso* dans le journal l'*Union médicale*, l'organe du compte-rendu abrégé de nos séances à la Société d'hydrologie. L'éloquent exposé de M. Pidoux se trouve encore dans les Annales de la Société, cette fois comme ma communication sur l'expérimentation des eaux minérales sur l'homme sain, qui avait donné lieu à cette brillante oraison, et la réponse que m'avait faite M. Durand-Fardel.

Quand M. Pidoux en fut à sa troisième communication, j'avais une réponse toute prête, que je montrai à plusieurs de nos collègues ; mais, d'autre part, ma réponse, naturellement comme le discours de M Pidoux, éloignait la Société de ses travaux plus habituels, et puis je craignais de fatiguer l'assemblée par la continuité de cette discussion. Je crus devoir, et plusieurs collègues furent de mon avis, remettre ma réponse à un autre moment. C'est ce que je fais aujourd'hui.

M. Pidoux commence ainsi son argumentation : « La tournure de cette question, dit-il, (l'*expérimentation des eaux minérales sur l'homme sain*), l'a discréditée : sa provenance l'a rendue suspecte. » J'aurais souhaité que M. Pidoux s'expliquât davantage, car quiconque le lirait sans m'avoir lu pourrait présumer dans cette phrase un semblant de reproche à mon adresse. Dans ma communication du 11 novembre 1861 (tome VIII des Annales, page 46), *Quelques considérations sur l'expérimentation des Eaux minérales sur l'homme sain*, je combattais précisément la valeur accordée à cette expérimentation, dans un but thérapeutique, par tous ceux qui veulent y voir un procédé en art médical, quel que soit le système de médecine d'où procède cette interprétation. J'avais voulu ramener cette expérimentation à la seule et juste valeur que je lui accorde, celle-ci que, dans tout traitement, quand les phénomènes dits physiologiques produits par le médicament se manifestent, l'action thérapeutique est absente. Tel était le fond de mon argumentation ; j'apportais des preuves de divers genres à l'appui de ce sentiment qui est pour moi depuis longtemps une conviction très-arrêtée, et j'arrivais aux conclusions suivantes que je rappelle ici, afin que le lecteur puisse interpréter, comme il convient qu'il le soit, le mot *provenance suspecte* de M. Pidoux, et qu'il soit amené à conclure qu'un mot d'explication eût été nécessaire, afin que ce qui, certainement dans l'esprit de M. Pidoux, est à l'adresse d'autres personnes ou d'une doctrine qui n'est pas la mienne, ne pût, du fait des circonstances mêmes, M. Pidoux parlant après moi, me faisant réponse, avoir même l'apparence d'être à mon adresse. Voici mes conclusions, *tome VIII des Annales de la Société d'hydrologie,* page 64 :

1° L'expérimentation des eaux minérales sur l'homme sain se réduit à cette proposition : De la valeur de l'expérimentation des médicaments sur l'homme en santé ;

2° Cette expérimentation ne mène point au but thérapeutique désiré, surtout aux eaux minérales, *la cure de l'unité morbide ;*

3° Elle ne fournit que la notion des phénomènes produits dans l'organisme par l'introduction de corps étrangers, plus ou moins assimilables suivant les doses ;

4° Elle peut au plus donner quelques indications pour l'amendement des lésions, des altérations matérielles ;

5° Enfin, cette expérimentation ne peut être un procédé en art médical. Elle est du domaine des sciences physiques.

Ce sont peut-être les sectes allemandes que M. Pidoux a entendu désigner, quand il a parlé de provenance suspecte. Mais je veux, si je n'ai la prétention de tout réfuter, du moins définir la doctrine nouvelle présentée par M. Pidoux. Ce savant médecin n'a pas épargné la doctrine de l'entité pathologique : j'éprouve, en conséquence, moins d'embarras au moment où je m'occupe d'examiner d'où part la doctrine nouvelle et où elle mène.

« Une médication, dit M. Pidoux, n'est autre chose qu'une contre-maladie introduite dans l'organisme vivant par un ordre de médicaments proprement dits ou de modificateurs quelconques de l'économie dans un but thérapeutique. C'est une sorte de diathèse artificielle produite et modérée par l'art pour combattre une diathèse spontanée ou morbide. Le médecin a un grand intérêt à connaître la diathèse pathologique ; quel intérêt ne doit-il pas avoir à connaître aussi la diathèse médicatrice ou la contre-maladie? » Cette contre-maladie se traduit par les *symptômes-remèdes*, suivant l'expression de M. Pidoux.

Pour arriver à ce résultat, l'action pathogénétique des médicaments, qui peut seule, paraît-il, pour notre savant confrère, donner la notion des vertus curatives, il faut expérimenter, mais sur qui? Sur l'homme sain, va-t-on croire : nullement. On expérimentera sur l'homme tout au plus *demi sain*, car, plus loin, M. Pidoux admet que « *la santé n'est qu'un état normal relatif.* » Dans ce système, qui, soit dit en passant, fait une si triste part à l'homme condamné à être malade, entaché par ses ascendants, la maladie n'est plus seulement individuelle, elle appartient à l'espèce et elle évolue ainsi de génération en génération, se perpétuant tout en changeant de mode, de manière d'être, se présentant à diverses puissances qui, non-seulement, caractérisent pour elle des degrés différents d'intensité, mais encore qui lui désignent un autre nom, une autre place en nosologie. Autrement dit, les maladies sont alors connexes et elles doivent évoluer selon un certain ordre. Dans ce système, l'expression *expérimentation physiologique* est, dans le sens absolu des mots, un non sens. En effet, il ne peut y avoir d'expérimentation physiologique sur des gens qui sont tous malades, pour lesquels la santé n'est qu'un état normal relatif. A plusieurs reprises, et notamment dans cette discussion à la Société d'hydrologie, j'ai appelé l'attention sur ce fait anormal que, la plupart du temps, les expérimentations dites physiologiques ont été faites sur des malades et non sur des gens en santé. Pour un certain nombre d'entre elles au moins, M. Durand-Fardel a confirmé mon assertion. (*Voyez t. VIII, des Annales de la Société d'hydrologie*, page 88.) « MM. Pétrequin et Socquet, dit M. Durand-Fardel, ont eu la patience de réunir un assez grand nombre de documents sur ce sujet, comme quelque chose de neuf et d'utile. M. Dumoulin vous a justement fait remarquer que ce que ces auteurs, comme la plupart des auteurs des monographies qu'ils ont consultées, désignent comme les témoignages de l'action physiologique des eaux minérales, n'avait été recueilli que sur des sujets en traitement, c'est-à-dire sur des sujets malades. Mais ces observations n'en ont pas moins de valeur. » Sans contredit, et je leur en accorde une très-grande, celle que j'indiquais tout à l'heure : quand les effets physiologiques se présentent, l'action médicatrice est absente. D'une manière générale, M. Durand-Fardel et moi, nous accordons une grande importance à ces observations, et nous différons fort peu sur leur interprétation.

Quant à M. Pidoux, la façon dont il envisage ces expérimentations, donne à celles-ci un caractère tout à fait différent; il s'agit d'y trouver l'action pathogénétique des médicaments. Nous ne pouvons nous rencontrer.

Il y á dans l'exposé de la doctrine de M. Pidoux des assertions qui, présentées sous la forme habile que sait leur donner notre éminent confrère, peuvent séduire beaucoup, convaincre peut-être certains esprits indécis, qui n'ont pas encore embrass· une doctrine médicale, précisément parce qu'ils hésitent dans le choix du système philosophique qui doit les diriger.

M. Pidoux n'admet plus l'action *altérante* des médicaments, comme on l'a entendu jusqu'à ce jour. Il l'explique, alors qu'au préalable, la nutrition normale n'était pas modifiée en apparence, par une meilleure disposition des *tissus malades, des productions morbides, en raison de leur vitalité inférieure et d'une résistance vitale plus faible,* à recevoir plus aisément que les tissus normaux l'influence des médicaments. C'est à cela et à cela seulement, que se réduiraient les *actions prétendûment spécifiques de certains remèdes.*

Ainsi, point d'action altérante d'un médicament, en tant que ce médicament produit un effet curatif sans produire des phénomènes particuliers, appréciables. Point de spécialité d'action de plusieurs remèdes. Il ne peut y avoir, cela ressort du texte de M. Pidoux, pour les eaux minérales sans doute, comme pour les autres médicaments, une action élective sur tel ou tel autre organe. Mais, cette thérapeutique qui veut trouver dans l'expérimentation l'action pathogénétique n'est plus cette thérapeutique qui s'adresse à l'organisme tout entier altéré primitivement dans son développement, puis continuant de l'être, le blastème l'ayant été et l'étant encore. M. Pidoux l'a dit : « Les symptômes ne sont que les affections des organes spéciaux ou de ce qu'il y a de spécial dans chaque organe, comme la maladie est l'affection de ce que tous les organes ont de commun, le blastème. »

Ces paroles si claires et si précises inaugurent évidemment une nouvelle phase, une seconde manière de l'organicisme. La question que j'avais soulevée le premier, *quelques considérations sur l'expérimentation des eaux minérales sur l'homme sain*, question éminemment pratique, devait amener sur ce terrain où les questions théoriques dominent, tiennent le premier rang. Je ne fais que suivre la voie. Mais je veux citer le texte de M. Pidoux : « Le siége des maladies chroniques, constitutionnelles, héréditaires, serait dans ce principe vital de la nouvelle anatomie, le blastème, d'où les organes évoluent incessamment avec leurs fonctions en vertu d'une génération continue qui est la nutrition et en suivant les mêmes lois que celles de leur formation première. N'est-ce pas de ce germe ou de ce fond générateur partout présent que naissent aussi les maladies chroniques avec la vie altérée? N'est-ce pas là qu'elles incubent pendant des années à travers des générations comme la vie elle-même? N'est-ce pas de là qu'elles sortent comme toutes les parties de l'organisme sous la forme d'organes lésés et de fonctions perverties, c'est-à-dire avec les symptômes et les lésions qui les caractérisent? »

Tout cela n'est que pure hypothèse. Comme beaucoup d'hypothèses, cela est séduisant; mais, la science, sur cette base, n'est que de la science spéculative. L'organicisme, qui a tant perdu de terrain et qui en perd chaque jour davantage, en train de succomber plutôt encore sous le ridicule de ses propres conséquences que sous les attaques de ses adversaires, l'organicisme, dis-je, peut trouver là un moyen de se relever, pour quelque temps peut-être. L'anatomie morte ou descriptive n'étant plus une base suffisante, c'est M. Pidoux qui le dit, on lui offre une base, je ne dirai pas meilleure à mon sens, mais plus nouvelle et qui, à ce titre, pourra avoir sa vogue. « L'unité morbide n'est autre chose que l'affection du blastème, » suivant M. Pidoux ; par conséquent, la maladie et la lésion primordiale ne font qu'un, et celle-ci est la cause continente de la première. On aura beau m'objecter que telle maladie n'est pas seulement la maladie de tel individu, mais la maladie, remontant à un nombre indéterminé de générations, d'une série d'individus dans l'espèce, admettant que cette maladie a évolué ainsi pendant des siècles, *sans cause occasionnelle de développement pour chaque sujet ainsi fatalement frappé* et sans aucun motif de la voir jamais s'éteindre, il n'en est pas moins clair que chez le sujet que l'on observe aujourd'hui, présentement, *et dont le blastème entaché renferme la maladie*, j'ai raison de dire que, dans le fait *présent, actuel, celui qui se passe sous nos yeux,* la lésion représente la maladie. C'est après tout l'objection que l'on a dû toujours faire à l'organicisme. Les assises de la doctrine ont changé d'objet, mais le fond est le même. Toutefois, cette nouvelle interprétation a certainement quelque chose en moins que celle à laquelle elle succède et elle peut ne pas satisfaire complétement ceux pour lesquels la relation des sens est le seul criterium de la vérité, le seul élément de certitude. En effet, l'affection du blastème ne peut être et elle ne pourra jamais être, il faut bien le remarquer, qu'une hypothèse d'où l'on invite à partir. Que les instruments d'optique, nouveaux et précieux scalpels, soient aussi parfaits qu'on voudra le supposer, on ne trouvera pas dans le cytoblastème ou dans le blastème les signes de telle ou telle autre maladie. Or, je ne saurais accepter pour réponse, qu'on n'a point à les y aller chercher. Dans le système que veut inaugurer M. Pidoux, il faut tout voir, tout constater par les sens. Là où l'on suppose que l'unité morbide n'est autre chose que la lésion du blastème, pure hypothèse certainement, il m'est bien permis de faire remarquer qu'en tant qu'altération matérielle de cette substance liquide ou demi-liquide interposée entre des éléments qui naissent à ses dépens, on ne peut rien voir, rien constater. Et enfin, l'anatomie générale a fait de tels progrès, qu'on peut se demander si le blastème, aujourd'hui le terme de nos connaissances sur cette nutrition interstitielle, sera demain la limite à laquelle il faudra s'arrêter.

L'on m'objectera peut-être que de ce que l'on voit pour la syphilis héréditaire, l'on peut conclure à ce qui doit être ailleurs, et que le vice du blastème, que la clinique semble démontrer pour la syphilis, peut-être admis pour d'autres maladies chroniques. Mais non. La syphilis héréditaire n'est qu'une forme de la syphilis, et l'enfant entaché présente d'emblée et sans transition les accidents secondaires de la syphilis, toujours ces accidents. Le fait de la contamination est toujours identique, non-seulement quant à l'époque de l'apparition des accidents chez l'enfant, mais encore quant au degré d'évolution de la maladie chez les parents. Chez l'enfant, cette syphilis pourra suivre son cours, et des accidents secondaires passer aux accidents tertiaires, mais cet enfant devenu adulte ne donnera point naissance à un sujet syphilitique. La maladie n'évolue point ainsi de génération en génération : la syphilis héréditaire trouve chez les parents atteints de syphilis, et encore dans des conditions données de la période de celle-ci, une occasion de développement, puis elle demeure chez ce sujet nouvellement atteint et elle disparaît avec lui.

D'autre part, que n'aurait-on à dire sur cette transmission

absolue, forcée, d'éléments morbides par le blastème? A propos de cette hérédité, lequel des parents transmettra le plus et le mieux à la chair de sa race les vices qui l'entachent? Le père, sans doute. Mais quelles preuves? Tout est hypothèse.

La notion du blastème peut être, si l'on veut, une preuve expérimentale de la façon dont les substances se comportent entre elles. Leibnitz, le plus sublime métaphysicien qui ait existé, s'éloignant avec raison de l'idée cartésienne que *les substances sont essentiellement passives*, admit que *les substances sont des êtres capables d'action, qu'elles ne peuvent toutefois agir les unes sur les autres; que leur activité est exclusivement interne.* Il substitua ainsi *l'harmonie préétablie* au système de l'assistance divine ou des causes occasionnelles admises par les cartésiens, d'après Malebranche.

Cette activité exclusivement interne que Leibnitz reconnaît aux substances rend compte des transformations, de l'évolution des tissus normaux, des produits pathologiques. Aujourd'hui, dans l'état actuel des connaissances, le blastème, qui préside en quelque sorte à la nutrition interstitielle, donne, si l'on veut, la preuve expérimentale de *l'activité interne des substances*, mais c'est une notion de l'ordre physique, destinée à éclairer un des plus curieux phénomènes de la vie; ce n'est point une raison pour établir comme axiôme, sans aucune preuve physique, l'altération du blastème, et sur cette base établir tout un système de pathologie. Et, d'ailleurs, cette base que M. Pidoux choisit aujourd'hui va peut-être lui manquer demain. Au moment où j'écris ces lignes, j'apprends par un de mes amis, savant anatomiste et chirurgien, que le blastème n'est plus admis par tout le monde, que M. Virchow est disposé à en nier l'existence. L'on voit la fragilité de cette assise! Je sais bien que M. Pidoux pourra répondre: Si le blastème n'existe pas, ce sera un autre élément anatomique qui sera primordialement lésé ; peu importe le nom.

Un espace immense me sépare de cette doctrine, qui n'est évidemment et encore une fois qu'une seconde manière de l'organicisme. Elle fait rentrer la pathologie dans le domaine de la vie. Dans cette voie, l'on ne peut plus parler que d'organes lésés et de fonctions viciées : la maladie devient une fonction, comme conséquence des troubles qui résultent d'une altération matérielle, altération qui, en la supposant fixée sur le blastème, devient pour plusieurs générations (ceci est la conséquence de la doctrine émise par M. Pidoux), pour un nombre illimité bien entendu, une *obligation fatale* d'être soumises à la maladie. Il y a longtemps qu'on n'avait cherché avec autant d'insistance la cause première des maladies.

Je ne suis plus étonné que, sur ce terrain qui n'est pas le nôtre et qui ne le sera jamais, M. Pidoux ait cru devoir être très-sévère envers l'unité morbide, qu'il a voulu comparer à un malfaiteur que le médecin, faisant l'office de la justice, vient appréhender et qu'il tue ou chasse, respectant le logis où se trouvait cet intrus. J'appelle de ce tableau que M. Pidoux, obéissant certainement à ses convictions, a cru faire réaliste, j'appelle de ce tableau, dis-je, à l'observation clinique, qui, seule, fournit la notion scientifique, médicale, de la maladie. Il faut bien en ceci nous concéder quelque chose, et si je dis *nous*, c'est que j'ai l'heureux sort de ne pas être isolé et d'admettre, en fort honorable et savante compagnie, l'unité morbide, l'entité pathologique. Voici ce que nous demandons à M. Pidoux de nous concéder : la permission, en restant admirateur très-dévoué de son beau talent et de sa brillante imagination, de ne pas le suivre dans la voie où il a formellement engagé ses confrères, à la Société d'hydrologie, d'entrer avec lui. Je lui dirai : Si vous avez le droit, par forme d'hypothèse dont on peut demander la preuve, de rattacher la maladie à la matière vivante dans sa plus simple expression, nous avons bien le droit (je parle collectivement de tous ceux, et ils sont nombreux, qui font la différence entre l'affection et la maladie, et qui regardent celle-ci comme une *entité*), nous avons bien le droit, dis-je, de nous refuser à chercher la cause première, la cause continente, la nature intime des maladies. L'étude des causes occasionnelles, et à cette étude se rattachent les plus belles et les plus vastes applications de l'hygiène, nous suffit. Ce n'est certainement pas l'observation clinique qui porte à faire résider la maladie dans l'affection du blastème. Cela est une conception purement spéculative. C'est, au contraire, l'observation clinique qui porte à comprendre, à interpréter l'unité morbide, l'entité pathologique. Je l'ai dit plusieurs fois : Il y a des organiciens, praticiens éminents, qui, au lit du malade, admettent fort bien l'unité morbide et dirigent tous leurs soins contre elle avec cet art consommé que donnent une grande habitude et l'expérience. C'est que le sentiment médical parle chez eux plus haut que le système (l'*organicisme*), celui-ci ne pouvant jamais mener au traitement d'une maladie, *ne conduisant logiquement qu'à traiter par des moyens physiques le mal physique*, les lésions et les souffrances organiques remplaçant, très-logiquement d'ailleurs et comme vérité de conséquence, la maladie dont ce système, l'organicisme à son summum de développement, a commencé par nier l'existence.

L'ontologie n'est point cette doctrine que M. Pidoux trouve aujourd'hui « digne des plus sombres jours du moyen-âge et de la démonologie. » Ce sont les propres expressions de M. Pidoux ; elles ont été très-remarquées. Cette doctrine, qui est celle d'un certain nombre de gens très-sains d'esprit, je l'affirme à M. Pidoux, n'aboutit point à l'empirisme, ou du moins l'empirisme n'est pas son résultat fatal, j'entends l'empirisme aveugle, extra-médical, extra-scientifique, toujours condamnable. Elle aboutit, à mon avis, à l'*empirisme raisonné*, autre vérité qui fait son chemin et qu'acceptent aujourd'hui beaucoup de bons esprits. Il y a neuf ans, en 1854, dans mon Mémoire sur les affections scrophuleuses des vieillards (publié dans la *Revue médicale*), je n'ai pas craint de relever cet empirisme qui procède si logiquement de l'interprétation scientifique de la maladie et qui est la seule manière de marcher en art médical. (*Voyez* page 52 de ce Mémoire, et pages suivantes.) Depuis, mes convictions n'ont pu que s'affermir et je les ai plusieurs fois reproduites dans diverses publications.

La doctrine de l'entité pathologique mène à la spécialisation des médicaments, spécialisation si heureusement et si savamment inaugurée par M. Durand-Fardel pour les eaux minérales, ces médicaments si utiles et si appropriés au traitement des maladies chroniques.

Je reviens plus particulièrement à la discussion et, pour terminer, je dirai que l'action pathogénétique de telle ou telle autre substance, ces maladies artificielles que l'on veut produire, *contre-maladies de cause externe* devant modifier les maladies internes, constituent une substitution, et cette matière médicale, d'ailleurs très-utile dans certaines limites, n'est que très-logique dans une doctrine où la maladie n'est qu'une affection de la matière. En réalité, l'on ne modifie point alors la maladie, l'on modifie la lésion. Cette médecine substitutive, si importante, on le sait, et dont on ne saurait trop faire cas, trouve ses applications dans un cercle plus restreint, dans plusieurs affections, dans plusieurs lésions organiques dirai-je mieux, mais non contre la maladie elle-même, en tant qu'unité morbide.

Mais, à quoi bon prolonger une discussion où chacun ne peut que garder ses convictions ?

M. Pidoux institue une doctrine qui nous paraît n'être qu'une seconde manière de l'organicisme, quand il fait de la maladie une lésion du blastème, une lésion matérielle : c'est le point que nous voulions surtout relever.

On ne peut se rencontrer, à mon avis, en art médical, quand on est si éloigné l'un de l'autre en théorie. Je le dis en terminant : si j'ai pris la plume pour présenter les considérations qui précèdent au sujet de l'argumentation de M. Pidoux, c'est que l'attaque contre la doctrine de l'entité pathologique a été très-vive, chacun se le rappelle, et qu'elle est partie d'une bouche très-autorisée, c'est aussi parce que des convictions profondes et une foi sincère en nos opinions m'ont persuadé que je devais oublier un instant à quel éminent confrère je répondais, pour ne songer qu'à rendre hommage à la vérité.

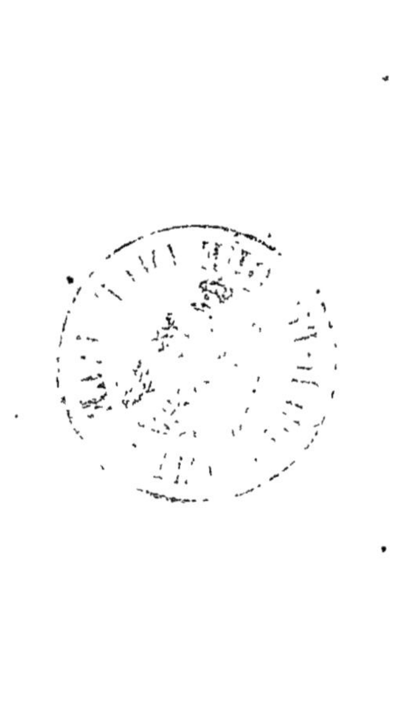

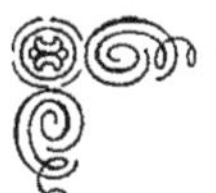
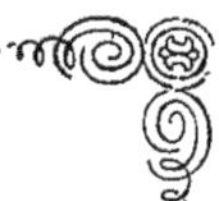

# OUVRAGES DE M. LE Dr A. DUMOULIN.

## OUVRAGES PUBLIÉS :

**DE LA CACHEXIE SYPHILITIQUE,** thèse inaugurale, 1848.

**QUELQUES CONSIDÉRATIONS** sur la pathogénie des corps mobiles des articulations, 1849.

**CONSIDÉRATIONS** sur quelques affections scrophuleuses observées chez le vieillard, 1854.

**DES EAUX MINÉRALES DE SALINS**, 1860.

**DE L'EAU DE LA SOURCE DE SALINS** et de son emploi en thérapeutique, 1861.

**DU TRAITEMENT DU RHUMATISME** par les eaux minérales, 1861.

## EN VOIE DE PUBLICATION :

**DU TRAITEMENT DE LA SCROPHULE,** 1 vol. in-8°.

**MÉLANGES DE PHILOSOPHIE MÉDICALE ET DE PATHOLOGIE GÉNÉRALE,** 1 vol. in-8°.

**EXAMEN DE L'INFLUENCE DE LA PHILOSOPHIE SUR LES SYSTÈMES DE MÉDECINE.** Classification basée sur la nature pathologique des maladies. 2 v. in-8°.

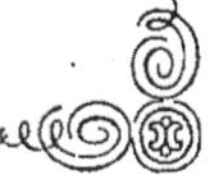

www.ingramcontent.com/pod-product-compliance
Ingram Content Group UK Ltd.
Pitfield, Milton Keynes, MK11 3LW, UK
UKHW020229200726
13856UKWH00004B/1673

9 782013 537094

spécialement initié et rendu adeptes lesdits héritiers, afin qu'ils puissent, à l'exclusion de tout autre individu, comprendre la rédaction des recettes que j'ai soigneusement rendues indéchiffrables pour les autres personnes, entre les mains desquelles mesdites recettes pourroient fortuitement arriver; ayant conséquemment voilé et rendu incompréhensibles le mode de fabrication et la proportion des substances qui constituent particulièrement ceux qui sont indiqués dans le répertoire intitulé : *Eveil à l'attention universelle*, et dans le présent ouvrage; en vertu de quoi j'ai de nouveau publié la présente déclaration.

A Paris, le 1er janvier 1827.

**M. P. LE PELLETIER,**

Ancien chirurgien, médecin-accoucheur et consultant.

---

LE NORMANT FILS, IMPRIMEUR DU ROI,
Rue de Seine, n° 8.

# TABLE ANALYTIQUE,

OU

IDÉE SOMMAIRE DES PRINCIPAUX SUJETS

TRAITÉS DANS L'OUVRAGE INTITULÉ :

# TRÉSOR DE LA VIE,

EXPOSANT

LES PROCÉDÉS DE MÉDECINE ESSENTIELS,

A LA PORTÉE ET A L'USAGE DE TOUT LE MONDE,

Pour entretenir la santé, la rétablir quand elle est intervertie et prolonger la durée de la vie.

AVEC CETTE ÉPIGRAPHE :

> « Quelle est la bonne mère de famille, et
> » Quelles sont les personnes sensées qui ne
> » s'empressent de se mettre en possession
> » d'un exemplaire du *Trésor de la Vie*,
> » puisqu'il a pour objet, universellement
> » intéressant, la santé, sans laquelle on ne
> » peut jouir des dons de la fortune, des bon-
> » heurs et des plaisirs ? »



PAR M. P. LE PELLETIER,

Chirurgien-Accoucheur et Médecin-Consultant, auteur de plusieurs Ouvrages relatifs à l'art de guérir, etc.